FORSCHUNGSBERICHT DES LANDES NORDRHEIN-WESTFALEN

Nr. 2977 / Fachgruppe Medizin

Herausgegeben vom Minister für Wissenschaft und Forschung

Prof. Dr. Ekkehard Grundmann
Doz. Dr. Christian Witting
Pathologisches Institut
der Universität Münster

Einfluß der chronischen Allogen-Krankheit
auf die Karzinogenese

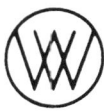

Westdeutscher Verlag 1980

CIP-Kurztitelaufnahme der Deutschen Bibliothek

Grundmann, Ekkehard:
Einfluss der chronischen Allogen-Krankheit auf die Karzinogenese / Ekkehard Grundmann ; Christian Witting. - Opladen : Westdeutscher Verlag, 1980.

(Forschungsberichte des Landes Nordrhein-Westfalen ; Nr. 2977 : Fachgruppe Medizin)
ISBN 978-3-531-02977-1   ISBN 978-3-322-88159-5 (eBook)
DOI 10.1007/978-3-322-88159-5
NE: Witting, Christian:

© 1980 by Westdeutscher Verlag GmbH, Opladen
Gesamtherstellung: Westdeutscher Verlag

Inhalt

1.	Einleitung	1
2.	Material und Methodik	3
2.1	Versuchstiere	3
2.2	Versuchsablauf	3
2.3	Auslösung der GVHR	3
2.4	Tumorinduktion durch Benzpyren bei unterschiedlicher immunologischer Abwehrlage	4
2.4.1	Benzpyren	4
2.4.2	Bei unbeeinflußter immunologischer Abwehrlage	5
2.4.3	In der Spätphase der GVHR	5
2.5	Lymphozyten-Differenzierung im peripheren Blut	5
2.6	Lymphozyten in der Tumorrandzone	5
2.7	Statistische Auswertung	6
3.	Ergebnisse	7
3.1	Tumorinzidenz	7
3.1.1	Bei unbeeinflußter immunologischer Abwehrlage	7
3.1.2	In der Spätphase der GVHR	7
3.2.	B- und T-Lymphozyten im peripheren Blut	8
3.2.1	Bei unbeeinflußter immunologischer Abwehrlage	8
3.2.1.1	Nicht behandelte Kontrolltiere	8
3.2.1.2	Benzpyren-behandelte Kontrolltiere	8
3.2.2	In der Spätphase der GVHR	8
3.3.	B- und T-Lymphozyten in der Tumorrandzone	9
3.3.1	Bei unbeeinflußter immunologischer Abwehrlage	9
3.3.2	In der Spätphase der GVHR	10
4.	Diskussion	11
4.1.	Tumorinzidenz	11
4.2.	B- und T-Lymphozyten im peripheren Blut	12
4.2.1	Bei unbeeinflußter immunologischer Abwehrlage	12
4.2.2	In der Spätphase der GVHR	12
4.3.	B- und T-Lymphozyten in der Tumorrandzone	14
4.3.1.	Bei unbeeinflußter immunologischer Abwehrlage	16
4.3.2.	In der Spätphase der GVHR	17

5.	Gesamtergebnis und Versuch einer Deutung	20
6.	Literaturverzeichnis	24
Tabellen		38

1. Einleitung

Besonders durch die klinisch unbefriedigenden Erfahrungen mit Knochenmarkstransplantationen ist ein bis dahin vorwiegend experimentell bearbeitetes Phänomen in den Vordergrund gerückt: die sog. Graft-versus-host-Reaktion (GVHR) (GRAW 1970, HONG 1970). Hierbei handelt es sich um die immunologische Folge der Implantation von arteigenen, aber genetisch differenten implantierten Zellen oder Geweben, die sich gegen den Wirtsorganismus richten und diesen töten können. Wir haben bei unseren Untersuchungen die Methode von SIMONSEN (1962) angewandt. Hierbei wird die Tatsache benutzt, daß F_1-Hybride zweier Mäuseinzuchtstämme Transplantate beider Eltern tolerieren. Die F_1-Hybriden erkennen die Antigene des Eltern-Gewebes nicht als fremd. Dagegen erkennen die Zellen des Transplantates die Zellen des Empfängers als fremd und reagieren somit gegen ihren "Wirt". Daß es sich hierbei um eine immunologische Attacke des Transplantates gegen den Empfänger handelt, ist vor allem durch GOWANS et al. (1963) belegt worden. In der Regel werden elterliche Milzzellen Hybriden-Inzuchttieren intraperitoneal injiziert. Die elterlichen Milzzellen siedeln sich in der Milz der Empfängertiere an, und dort beginnt eine immunologische Auseinandersetzung zwischen Spender- und Empfängerzellen, die schließlich zum Tode der Tiere unter dem Syndrom einer "Auszehrungskrankheit" (sog. "runt-disease") führt (vgl. z.B. GRUNDMANN 1970).

Verabreicht man elterliche Milzzellen nicht neugeborenen, sondern erwachsenen F_1-Hybriden, so sterben die Tiere meist nicht an der genannten "Auszehrungskrankheit", sondern sie entwickeln verschiedene immunologische Krankheitsbilder. Je nach den verwendeten elterlichen Mäusestämmen entstehen nach den bisherigen Literaturangaben immunhämolytische Anaemien (COLINER et al. 1961), eine Glomerulonephritis (LEWIS et al. 1968) oder eine Polyarthritis mit Dermatitis und Pancarditis (STASNY et al. 1963 und 1965). Weiterhin wurden Veränderungen an der Haut (PECK 1972) und am Darm (CORNELIUS 1970) beschrieben.

Diese Erkrankungen werden heute als "chronische Allogen-Krankheiten" bezeichnet (vgl. z.B. SCHWARTZ und BELDOTTI 1965, ARMSTRONG et al. 1970).

Von besonderem Interesse ist nun, daß sowohl nach Injektion von Milzzellen in neugeborene Tiere (GRUNDMANN 1971) als auch in ausgewachsene Tiere (ARMSTRONG et al. 1970, HAYS 1972) gehäuft offenbar virusbedingte Lymphome entstehen.

Nach anfänglichen Studien zur Frage von Blutbildungsveränderungen in der Frühphase der Graft-versus-host-Reaktion (GVHR) (WITTING und DETLEFSEN 1975) und proliferationskinetischen Untersuchungen in der Frühphase der GVHR (CAPPEL und WITTING 1978) wandten wir uns in erster Linie folgenden Fragen zu:

1. Welchen Einfluß hat die generalisierte GVHR auf Entstehung und Wachstum eines bösartigen Tumors?
2. Wie verhalten sich B- und T-Lymphozyten unter diesen experimentellen Einflüssen?
3. Welche Folgerungen lassen sich aus diesen Untersuchungen auf die Wirkung von B- und T-Lymphozyten bei Tumorentstehung und Tumorwachstum ziehen?

2. Material und Methodik

2.1 Versuchstiere

Entsprechend den Angaben von SCHWARTZ et al. (1966) wurden Mäuse der Stämme A/Jax und BALB/c verwendet. Diese SPF-Tiere wurden vom Zucht- und Forschungszentrum für Versuchstiere Gl. BOMHOLDGARD ltd. aus Ry-Dänemark bezogen. Sie trugen die genaue Bezeichnung BALB/c/ABOMf bzw. A/JBOMf. Die Tiere wurden zu je 10 in Makrolon^R-Käfigen auf Altrominstreu gehalten und mit Altromin-Standarddiät und Wasser ad libitum gefüttert. Die Raumtemperatur betrug $21 \pm 2°$ C, die relative Luftfeuchtigkeit $60 \pm 5\%$.

2.2 Versuchsablauf

Die o.g. Tiere wurden seit 1972 in reiner Bruder-Schwester-Inzucht in der tierexperimentellen Abteilung der Universität Münster unter annähernd SPF-Bedingungen weitergezüchtet. Sie haben eine Tragzeit von 21 Tagen, und sind heute jenseits der 50. Generation. Demnach sind die Tiere als genetisch ausreichend rein anzusehen. Für die Versuche wurden die Tiere nach den Vorschriften von LINDER (1959) den einzelnen Versuchsgruppen streng zufällig zugeordnet. Die Käfigmarkierung erfolgte durch fortlaufende Numerierung, die Tiermarkierung wurde mit einer Pikrinsäure-Pinselung der Haut durchgeführt.

Um statistisch sichere Aussagen machen zu können, wurden vor jedem Teilversuch Vorversuche mit kleineren Tierzahlen unternommen. Der Vorversuch zur Bestimmung der Tumorrandzone umfaßte insgesamt 80 Tiere, 40 in jeder Gruppe, und ergab im Prinzip die gleichen Ergebnisse wie der Hauptversuch mit insgesamt 400 Tieren.

2.3 Auslösung der Graft-Versus-Host-Reaktion (GVHR)

Die GVHR wurde durch Transplantation von Milzzellen der

Elterntiere auf Hybriden der beiden Stämme ausgelöst. In
Vorversuchen (WITTING und DETLEFSEN 1975) hatte sich folgende Spender-Empfänger-Kombination als bestmögliche erwiesen:

Spendertiere: Weibchen des Stammes A/JBOMf
Empfängertiere: Weibliche Hybriden der Kreuzung
                    (A/JBOMf weiblich x BALB/c/ABOMf männlich).

In denselben Vorversuchen hatte sich eine Konzentration der transplantierten Milzzellen von 100×10^6 als bestmöglich zur Auslösung einer GVHR erwiesen.

Als Parameter für die einsetzende GVHR wurde der Milzindex der Empfängertiere am 15. Tag nach Milzzelltransplantation angesehen. Dieser ergibt sich aus folgender Berechnung:

$$\text{Milzindex} = \frac{\text{relatives Milzgewicht des Versuchstieres}}{\text{relatives Milzgewicht des Kontrolltieres}}$$

In den vorliegenden Versuchen wurde ein Organindex der Empfängermilz von mindestens 1,5 als Ausdruck der einsetzenden GVHR zugrunde gelegt. In den meisten Fällen lag der Milzindex über 2,0, die höchsten Milzindices lagen zwischen 2,5 und 2,8.

Als Kontrolltiere wurden Hybriden des gleichen Geschlechtes, des gleichen Alters und des gleichen Wurfes verwendet, denen syngene Milzzellen transplantiert worden waren.

2.4. Tumorinduktion durch Benzpyren bei unterschiedlicher immunologischer Abwehrlage

2.4.1 Benzpyren

Entsprechend den Angaben von SCHMÄHL (1970) wurden die Tumoren durch subkutane Gaben von 3,4 Benzo(a)pyren erzeugt (Fluka AG, Buchs, SG, Schweiz, F 175-177° λ_{max} 296 nm $\varepsilon > 58.000$, $C_{20}H_{12}$).

2.4.2 Bei einbeeinflußter immunologischer Abwehrlage

Aufgrund der Ergebnisse von Vorversuchen wurden für diese Untersuchungsreihe 200 weibliche Hybriden der Kreuzung A/JBOMf weiblich x BALB/c/ABOMf männlich verwendet. Diese bekamen im Alter von 3 bis 4 Monaten 4 x 4 µg BP/g KG in wöchentlichen Abständen subkutan unter die Rückenhaut implantiert. Der Beobachtungszeitraum betrug 12 Wochen.

2.4.3 In der Spätphase der GVHR

Weitere 200 weibliche Hybriden der Kreuzung A/JBOMf weiblich x BALB/c/ABOMf männlich erhielten im Alter 3 bis 4 Monaten 100 x 10^6 elterliche Milzzellen intraperitoneal transplantiert. 12 Monate nach Einsetzen der GVHR wurde diesen Tieren jeweils 4 x 4 µg BP/g KG subkutan appliziert. Wie bei den Tieren mit unbeeinflußter immunologischer Abwehrlage betrug der Beobachtungszeitraum 12 Wochen.

In Vorversuchen hatte sich gezeigt, daß eine wesentliche Beeinflussung des Tumorwachstums durch das Alter oder das Geschlecht der Versuchstiere nicht vorlag.

2.5 Lymphozyten-Differenzierung im peripheren Blut

Nach der Isolierung der Lmyphozyten aus dem peripheren Blut erfolgte die Markierung der T-Lymphozyten durch den Spontan-Rosetten-Test und den histochemischen Nachweis der unspezifischen Esterase, die Markierung der B-Lymphozyten mit dem immunoptischen Nachweis von Immunglobulinen (Methode: siehe WITTING und HULTSCH 1978).

2.6 Lymphozyten in der Tumorrandzone

Mit Hilfe des Zeichenapparates der Firma Zeiss, Oberkochem wurden die Tumorrandzonen ausgemessen. Die Zahl der in den

Randzonen liegenden Rundzellen wurde ausgezählt. Die Markierung der T-Lymphozyten erfolgte mit einem Immunadhärenz-Test und dem histochemischen Nachweis der unspezifischen Esterase, die Markierung der B-Lymphozyten ebenfalls mit einem Immunadhärenz-Test und dem immunoptischen Nachweis von Immunglobulinen (Methode: siehe WITTING und HULTSCH 1978).

2.7 Statistische Auswertung

Aufgrund von Vorversuchen wurden die Ergebnisse in Kontingenztafeln dargestellt. Die Auswertung erfolgte mit dem Programmsystem SPSS (NIE et al. 1975). Für alle im Versuch zu testenden Hypothesen wurde eine Irrtumswahrscheinlichkeit von $\alpha = 0,001$ festgelegt (Methode: siehe WITTING und HULTSCH 1978).

3. Ergebnisse

3.1 Tumorinzidenz

3.1.1 Bei unbeeinflußter immunologischer Abwehrlage

In dieser Gruppe hatten sich 12 Wochen nach erster Benzyprengabe insgesamt 98 Tumoren (=49,5%) gebildet (Tab. 1). Histologisch handelte es sich um 95 Sarkome und 3 Plattenepithelkarzinome. Wie Tabelle 2 zeigt, lagen die Tumorgewebe zwischen 1,0 g und 6,9 g mit einem deutlichen Gipfel zwischen 2,0 g und 4,9 g. Von diesen Tumoren zeigten 12 % bei Versuchsende oberflächliche Ulzerationen. Metastasen wurden bei diesen Tieren mit unbeeinflußter immunologischer Abwehrlage nicht gefunden.

3.1.2 In der Spätphase der GVHR

In dieser Gruppe hatten sich nach 12 Wochen insgesamt 149 Tumoren (= 74,5%) entwickelt, von denen 142 histologisch Sarkome, 7 Plattenepithelkarzinome waren (Tab. 1). Die Tumorgewichte lagen zwischen 3,0 g und 8,9 g, die Tumorgrößen zwischen 11 mm und 80 mm (Tab. 2). Am Ende der 12. Woche fanden sich bei 21% der Tiere Lymphknotenmetastasen. Metastasen in anderen Organen (z.B. Lungen oder Leber) wurden in keinem Fall gefunden. Abbildung 1 (S.40) zeigt das Ansteigen der Gesamtzahl der Tumoren in Abhängigkeit zunehmender Induktionsdauer.

Die Milz der Tiere in der Spätphase der GVHR wurde histologisch untersucht, um das Stadium der GVHR an den histologischen Veränderungen bestimmen zu können. Es zeigte sich eine massive Blastenproliferation, eine deutliche Reduktion der kleinen Lymphozyten, eine Vermehrung der mittleren und großen Lymphozyten und Retikulumzellen und eine Vergrößerung der Milzfollikel. Es handelt sich dabei also um eine "pleomorphe Reaktion" im Sinne der zweiten Blasten- (Proliferations-)Phase der biphasischen Reaktion der GVHR.

3.2 B- und T-Lymphozyten im peripheren Blut

3.2.1 Bei unbeeinflußter immunologischer Abwehrlage

3.2.1.1 Nicht behandelte Kontrolltiere

Mit den unter 2.6 angegebenen Methoden wurde die Zahl der B- und T-Lymphozyten bei insgesamt 100 unbehandelten, erwachsenen weiblichen Hybriden der Kreuzung A/JBOMf weiblich x BALB/c/ABOMf männlich bestimmt. Diese Tiere besitzen im peripheren Blut zwischen 56 % und 65 % T-Lymphozyten und zwischen 21 % und 30 % B-Lymphozyten (Tab. 4 und 5).

In Voruntersuchungen hatte sich gezeigt, daß die Gesamtleukozytenzahl des peripheren Blutes bei diesen Mäusen 2.700 ± 250 beträgt. Davon sind 1.750 ± 230 Lymphozyten, und zwar 1.050 ± 200 T-Lymphozyten und 475 ± 125 B-Lymphozyten.

3.2.1.2 Benzpyren behandelte Kontrolltiere

Das Blut dieser Kontrolltiere wurde auf seinen Gehalt an B- und T-Lymphozyten untersucht. Hier zeigte sich, daß die tumortragenden Kontrolltiere eine Verringerung der T-Lymphozyten im peripheren Blut auf 46 % bis 55 % im Gegensatz zu den Kontrolltieren (56 % - 65 %) aufwiesen. Eine gegenläufige Veränderung zeigte sich bei den B-Lymphozyten: hier war eine Erhöhung bei den tumortragenden Tieren auf 31 % bis 40 % im Gegensatz zu den Kontrollen (21 % - 30 %) zu erkennen (Tab. 4 und 5). Diese Ergebnisse sind nach den in 2.7 angegebenen statistischen Methoden statistisch signifikant ($\alpha = 0.001$).

3.2.2 In der Spätphase der Graft-Versus-Host-Reaktion

Das Blut der Tiere, die 12 Monate nach Einsetzen der GVHR 4 x 4 µg BP/g KG erhalten hatten, wurde bei Versuchsende untersucht.

Im Gegensatz zu den Kontrolltieren zeigten die tumorlosen GVHR-Tiere eine Verminderung der T-Lymphozyten auf 36 %
bis 45 %. Dieser Effekt wurde durch den Tumor verstärkt. So
zeigten die tumortragenden Mäuse eine Verminderung auf 31 %
bis 40 %. Entsprechend kam es bei den tumorlosen und tumortragenden GVHR-Tieren zu einer Erhöhung der B-Lymphozyten
auf 46 % bis 55 % (Tab. 4 und 5). Demnach führt die GVHR zu
einer Verminderung der T-Lymphozyten und zu einer Erhöhung
der B-Lymphozyten im peripheren Blut. Dieses Ergebnis ist
nach den in 2.7 angegebenen Methoden signifikant ($\alpha = 0.001$).
Die Gesamtleukozytenzahl war bei den GVHR-Tieren auf 2.000 ± 200 vermindert, ebenso die Lymphozytenzahl auf 1.290 ± 150.

3.3 B- und T-Lymphozyten in der Tumorrandzone

Mit den unter 2.6 angegebenen Methoden wurden die Tumorrandzonen ausgemessen, die darin befindlichen Rundzellen ausgezählt, die Zahl der adhärenten Hühnererythrozyten, der adhärenten Schaferythrozyten, der Esterase-positiven Zellen und
der Immunglobulin-speichernden Zellen bestimmt.

3.3.1 Bei unbeeinflußter immunologischer Abwehrlage

Die Randzonen aller Tumoren wurden ausgemessen. Nach der
Auszählung der Gesamtzahl der in der Randzone liegenden Rundzellen wurden die gewonnenen Werte klassiert, d.h. auf die
Rundzelldichte pro mm² umgerechnet. Auch die über der Tumorrandzone liegenden, adhärenten Hühnererythrozyten, d.h. die
E-Rosetten, wurden ausgezählt und klassiert. Ebenso wurden
die in der Tumorrandzone liegenden Esterase-positiven Zellen
ausgezählt und die gewonnenen Werte ebenfalls klassiert. Auch
die über der Tumorrandzone liegenden, adhärenten Schaferythrozyten wurden ausgezählt und klassiert.

Wie Tabellen 6 bis 9 zeigen, fanden sich zwischen 140 und
180 Rundzellen pro mm², darüber zwischen 100 und 160 adhärente

Hühnererythrozyten und 20 bis 50 Schaferythrozyten. Von den Rundzellen zeigten 80 bis 140 eine positive Esterase-Reaktion, 10 bis 40 eine Immunglobulinspeicherung.

3.3.2 In der Spätphase der Graft-Versus-Host-Reaktion

Von allen Tieren, die 12 Monate nach Beginn der GVHR 4 x 4 µg BP/g KG erhalten hatten, wurden die Tumorrandzonen am Versuchsende gemessen und ausgewertet. Nach der Auszählung der Gesamtzahl der in dieser Zone liegenden Rundzellen wurden die gewonnenen Werte klassiert, d.h. auf die Rundzelldichte pro mm² umgerechnet. In über 70 % der Fälle waren 80 bis 100 Rundzellen pro mm² zu messen, bei weiteren 25 % lag die Rundzelldichte zwischen 100 und 120 pro mm². Über diesen Tumorrandzonen waren in über 70 % der Fälle 40 bis 60 adhärente Hühnererythrozyten pro mm² zu messen, bei weiteren mehr als 25 % waren es 60 bis 80 Zellen. In über 90 % der Fälle waren zwischen 40 und 60 Esterase-positive T-Lymphozyten pro mm² Tumorrandzone und zwischen 30 und 50 adhärente Schaferythrozyten pro mm² Tumorrandzone vorhanden. Die Anzahl der Immunfluoreszenz-positiven B-Lymphozyten pro mm² Tumorrandzone lag über 85 % der Fälle zwischen 20 und 30 Zellen (Tab. 6 - 9). Im Vergleich zu den Kontrollen ist bei den GVHR-Tieren eine Verminderung der Rundzellzahl, eine Verminderung der adhärenten Hühnererythrozyten, eine Verminderung der Esterase-positiven Rundzellen und ein Gleichbleiben der Schaferythrozytenzahlen und der Zahlen der Immunfluoreszenz-positiven Zellen in der Tumorrandzone festzustellen. Diese Ergebnisse sind nach den unter 2.7 angegebenen statistischen Methoden signifikant ($\alpha = 0.001$).

4. Diskussion

4.1 Tumorinzidenz

In der Spätphase der Graft-Versus-Host-Rektion kommt es zu einer erheblichen, statistisch signifikanten Erhöhung der durch Benzpyren induzierten Tumoren: hatten bei den Kontrolltieren rund 50 % der Tiere bei Versuchsende Tumoren entwickelt, so waren es bei den GVHR-Tieren rund 75 %. Die Spätphase der GVHR begünstigt also das Angehen von Benzpyren-induzierten Tumoren.

Diese Beobachtungen bestätigen und erweitern die Ergebnisse von OKUBO et al. (1974), die zeigten, daß die GVHR die Abwehrlage so verändert, daß sich Methylcholanthren-Sarkome stärker vergrößern als bei den Kontrolltieren (die Zahl der eingesetzten Tiere ist nicht angegeben). Im Gegensatz zu den hier vorgelegten Untersuchungen induzierten OKUBO et al. (1974) bereits 6 Tage nach Einsetzen der GVHR den Tumor. Der Beobachtungszeitraum betrug 28 Tage.

Auffallend ist weiterhin, daß die Tumoren der GVHR-Tiere sowohl an Gewicht als auch an Größe die der Kontrollen übertrafen und daß nur in der Gruppe der GVHR-Tiere Lymphknotenmetastasen auftraten. Untersuchungen über die Metastasierung chemisch induzierter Tumoren bei Mäusen sind bisher nicht vorgelegt worden (SCHMÄHL 1970, PREUSSMANN 1975). Im Gegensatz zu den Beobachtungen von NIEDORF (1975) am Hühnchen fanden sich hier keine Organmetastasen. Allerdings war die Induktionszeit in den Untersuchungen von NIEDORF (1975) auch wesentlich länger (bis zu 27 Wochen).

Das Gewicht der Tiere nimmt durch die GVHR erheblich ab. Sowohl bei den tumortragenden als auch bei den tumorlosen Tieren kam es zu einer signifikanten Gewichtsreduktion. Diese Beobachtungen entsprechen den Angaben von BILLINGHAM et al. (1959, SIMONSEN (1962), ELKINS (1971) und HOBIK (1976), die als Ursache dieser Gewichtsabnahme die chronische Auszehrung während der GVHR diskutieren.

4.2 B- und T-Lymphozyten im peripheren Blut

4.2.1 Bei unbeeinflußter immunologischer Abwehrlage

Bei dieser Gruppe man man unterscheiden, ob die Tiere völlig unbehandelt sind oder ob ihnen ein Kanzerogen appliziert worden ist. Sind sie mit einem Kanzerogen behandelt, ist außerdem wichtig, ob sie einen Tumor entwickelt haben oder nicht. 96 % der unbehandelten Kontrolltiere besitzen 21 % bis 30 % B-Lymphozyten und 56 % bis 65 % T-Lymphozyten. Ähnliche Ergebnisse zeigen die Tiere, die mit Benzpyren behandelt wurden, aber keine Tumoren entwickelt hatten. Auch hier liegen bei über 95 % der Tiere die B-Lymphozyten zwischen 21 % und 30 % der peripheren Blutlymphozyten und bei über 90 % der Tiere sind zwischen 56 % und 65 % der peripheren Lymphozyten T-Lymphozyten.

Eine Veränderung ergibt sich allerdings bei den Tieren, die einen Tumor bei Versuchsende entwickelt hatten. Hier kommt es zu einer Verminderung der T-Zellen auf Werte zwischen 46 % und 55 %. Außerdem ist eine Vermehrung der B-Zellen auf 31 % bis 40 % zu erkennen.

4.2.2 In der Spätphase der Graft-Versus-Host-Reaktion

In der Spätphase der GVHR wurde zunächst eine Verminderung der Leukozyten- und Lymphozytenzahl im peripheren Blut festgestellt. Eine Leukopenie und Lymphopenie ist eine bekannte Veränderung, die durch eine GVHR hervorgerufen wird (SIMONSEN 1962, HILDEMANN et al. 1964, ANDERSON und NOWELL 1966, CORNELIUS 1968, ONO et al. 1969, WITTING und DETLEFSEN 1975). Als Ursache für diese Blutbildveränderungen wird ein zytotoxischer Effekt aufgrund einer immunologischen Reaktion zwischen Spender- und Empfängerzelle vermutet (WITTING und DETLEFSEN 1975).

Nach ELKINS (1971) kommt eine zusätzliche wesentliche Rolle
Antilymphozyten-Antikörpern zu, die in Immunozyten des Spenders oder Empfängers gebildet werden.

Bei der Differenzierung der B- und T-Lymphozyten im peripheren Blut fällt auf, daß die T-Lymphozyten-Zahl durch
die GVHR signifikant erniedrigt wird. Sie liegt bei allen
tumorlosen GVHR-Tieren zwischen 36 % und 45 % (tumorlose Kontrolltiere: 56 % - 65 %).

Diese T-Lymphozyten-Verminderung wird durch das Wachstum
des Benzpyren-Sarkoms noch verstärkt: bei den tumortragenden
GVHR-Tieren können die T-Lymphozyten auf 31 % bis 40 % abfallen. Entsprechend nimmt die Zahl der B-Lymphozyten zu, und
zwar auf 46 % bis 55 % (tumorlose Kontrolltiere: 21 % - 30 %).
Zwischen den tumorlosen und tumortragenden Tieren besteht kein
Unterschied. Die Spätphase einer generalisierten GVHR führt
zu einer signifikanten Erniedrigung der T-Lymphozyten-Zahlen
und zu einer signifikanten Erhöhung der B-Lymphozyten-Zahlen
im peripheren Blut der Mäuse. Dieses Ergebnis entspricht den
Untersuchungen von SOLNIK et al. (1973), die ebenfalls eine
deutliche Verminderung der T-Lymphozyten-Zahlen während der
GVHR feststellten.

Die von CANTOR et al. (1970) nachgewiesenen T-Lymphozyten, die eine synergische Interaktion mit B-Zellen aufweisen,
zeigen bei der GVHR wahrscheinlich eine Interaktion untereinander (CANTOR et al. 1970). GERSHON et al. (1972) konnten
eine Suppressor-Aktivität bei den transplantierten T-Lymphozyten zeigen. Wahrscheinlich gehören sie zu der Gruppe der
Corticoid-resistenten T-Lymphozyten (BLOMGREN und JACOBSSON
1974). Nach den Untersuchungen von ARGYRIS (1974) spielen auch
über zelluläre Interaktionen Makrophagen-Aktivitäten beim Verlauf der GVHR eine Rolle. Während die bisherigen Untersuchungen für eine Suppression der Acceptor-Lymphozyten durch die
Donator-Lymphozyten bei der GVHR sprachen, diskutieren GREBE
und STREILEIN (1976) auch eine direkte Aktivierung der Wirt-B-Lymphozyten durch den Spender-T-Lymphozyten zumindest in

der Frühphase der GVHR. Nach den Untersuchungen von CLANCY
et al. (1976) haben wahrscheinlich auch die Wirt-Lymphozyten
Suppressor-Eigenschaften und spielen so eine wesentliche Rolle bei der Entstehung der Immunsuppression während der GVHR.

Die histologische Untersuchung der Milzen der in diesen Untersuchungsreihen verwendeten GVHR-Tiere zeigte 12 Monate
nach Auslösung der GVHR eine pleomorphe Reaktion im Sinne der
zweiten Proliferationsphase der biphasischen Reaktion. Aufgrund dieses histologischen Bildes ist daher anzunehmen, daß
es auch bei dieser Tierkombination entgegen der Ansicht von
LEWIS et al. (1968) schließlich zum Auftreten von malignen
Lymphomen kommt. Allerdings muß der Induktionszeitraum wesentlich länger als 12 Monate gewählt werden.

Diese Ergebnisse bestätigen die Ansicht von HOBIK (1976),
daß aus dem morphologischen Bild der Milz nichts über die
Immunitätslage des Tieres während der GVHR auszusagen ist.
So kann sowohl eine Erhöhung als auch eine Erniedrigung der
Abwehrlage des Tieres bei einem atrophisch-fibrotischen Zustand der Milz wie auch in der Blastenphase bestehen.

4.3 B- und T-Lymphozyten in der Tumorrandzone

In Anlehnung an die Untersuchungen von NIEDORF (1975) wird
unter der Tumorrandzone die Zone der peritumoralen entzündlichen Infiltration verstanden. Durch ausgedehnte licht- und
elektronenoptische Untersuchungen konnte NIEDORF nachweisen,
daß eine innere Randzone von einer äußeren getrennt werden
kann. Elektronenoptisch ließ sich in der äußeren Zone eine
große Anzahl von Plasmazellen und deren Vorstufen nachweisen. Auch Makrophagen sind in der äußeren Tumorrandzone vorhanden.

Es ist heute gesichert, daß der Organismus auf einen bösartigen Tumor mit den gleichen Abwehrmechanismen wie gegen körperfremde Substanzen reagiert (KOLDOVSKY 1970). Dem Immunapparat kommt eine wesentliche Rolle bei der Kontrolle der Tumor-

entstehung und des Tumorwachstums zu (HESS et al. 1975).
Die Theorie der immunologischen Überwachung (immunological
surveillance) geht von der Annahme aus, daß neoplastische
Zellen an ihrer Oberfläche neue Antigendeterminanten trügen und so eine thymusabhängige Immunreaktion auslösen
(BURNET 1970). Tumorassoziierte Antigene tierischer und
menschlicher Neoplasmen sind bekannt (OETTGEN 1974). Diese
Antigene können im Wirt eine zelluläre Immunreaktion auslösen.

Auf die Bedeutung dieses peritumoralen entzündlichen Infiltrates wies bereits RIBBERT (1894) hin. Die erste Vermutung, daß es sich dabei um eine Immunitätsreaktion des Organismus gegen den Tumor handeln könne, stammt von WALLBACH
(1929). Auch HACKMANN (1951) und HAMPERL (1956) haben auf
die wichtige Rolle des peritumoralen Infiltrates bei der Tumorabwehr hingewiesen. GRUNDMANN et al. (1969) wiesen Veränderungen dieses peritumoralen Randinfiltrates unter Therapie
mit Antilymphozytenserum nach. Beim Jensen-Sarkom sahen sie
eine verminderte lymphozytäre Abstoßungsreaktion in der Umgebung unter Antilymphozyten-Serum und eine überschießende lymphozytäre Reaktion nach Absetzen der Therapie.

Innerhalb dieses peritumoralen entzündlichen Infiltrates
spielen bei der Tumorabwehr die T-Lymphozyten eine herausragende Rolle (HELLSTRÖM et al. 1968, BALDWIN et al. 1971, HENNEY 1973, COSSEL et al. 1974, SCHÖNFELDER et al. 1974, NIEDORF 1975). B-Lymphozyten haben bei der zellulären Tumorabwehr nach den Untersuchungen von CEROTTINI und BRUNNER (1974)
keine wesentliche Bedeutung. Im Gegensatz dazu stehen die
Beobachtungen von NIEDORF (1975) beim Benzpyren-induzierten
Sarkom des Hühnchens, wonach ein Einfluß auch der B-Lymphozyten auf das Tumorwachstum besteht. Auch BLAESER (1975) wies
auf die Rolle der B-Lymphozyten in der Tumorrandzone hin. Er
fand proliferierende Plasmazellen in der Umgebung von verhornenden Plattenepithel-Karzinomen des menschlichen Kehlkopfes.

Aus diesen Untersuchungen und Beobachtungen ist ersichtlich,
daß dem peritumoralen entzündlichen Infiltrat eine wesentliche

Bedeutung in der Tumorabwehr bzw. -überwachung zukommt. Die
Hauptrolle spielen dabei T-Lymphozyten. Die Rolle der B-
Lymphozyten in der Tumorabwehr ist noch ungewiß. Ihnen kommt
am ehesten eine Bedeutung über Interaktionen mit den T-Lymphozyten zu.

4.3.1 Bei unbeeinflußter immunologischer Abwehrlage

Auf der Basis der Untersuchungen über Spontanrosetten-
Bildungen von Lymphozyten entwickelten SILVEIRA et al. (1972)
eine Methode zur Markierung von T-Zell-Arealen in menschli-
chem Gewebe durch Schaferythrozyten, Durch Modifizierung dieser Methode gelang es RADESZKIEWICZ und DENK (1974) bei Meer-
schweinchen T-Zell-Areale zu markieren. Diese angegebenen Methoden wurden für die hier vorgelegten Untersuchungen modifi-
ziert, und es gelang so, mit Hühnererythrozyten als Marker
die in der Tumorrandzone liegenden T-Lymphozyten zu markieren. UHR (1965) und UHR und PHILLIPS (1966) zeigten, daß ein
Komplex aus Flagella-Antigen, Anti-Flagella-Antikörpern und
Komplement sich an die Oberfläche von bestimmten Lymphozyten
anheftete. Aufgrund dieser Beobachtungen zeigten LAY und
NUSSENZWEIG (1968) durch Modifizierung der Methode eine Rosettenbildung zwischen Lymphozyten und einem Komplex aus Erythrozyten, spezifischen Anti-Erythrozyten-Antikörpern und Komplement. Da sich das Komplement als wesentlicher Faktor bei
dieser Rosettenbildung erwies, wurden die Lymphozyten, die
solche Rosetten bildeten, als Zellen mit Komplement-Rezep-
toren bezeichnet. Man spricht daher von Erythrozyten-Antiery-
throzyten-Antikörper-Komplement-Rosetten (EAC-Rosetten).

Nach den Untersuchungen von NUSSENZWEIG und PINCUS (1972)
beim Menschen und BASTEN et al. (1972 a,b) bei der Maus sind
die EAC-Rosetten-bildenden Zellen der lymphoiden Organe und
des peripheren Blutes identisch mit den B-Lymphozyten.

Die positive Esterase-Reaktion und die positive Immun-
fluoreszenz-Reaktion sind also direkte Nachweismethoden für

T- bzw. B.Lymphozyten. Die Immunadhärenzen sind dagegen indirekte Indikatoren für B- bzw. T-Lymphozyten in dem darunterliegenden Gewebe. Während also die Zahl der Esterase-positiven Zellen gleich der Zahl der T- bzw. B-Lymphozyten ist, kann die über einem Gewebe adhärierende Zahl der Erythrozyten lediglich ein Maß für die darunterliegenden T- bzw. B-Lymphozyten sein, da mit diesen Methoden keine Aussage darüber gemacht werden kann, wieviele Erythrozyten ein im Gewebe liegender Lymphozyt an seine Oberfläche anheftet.

Nach den hier vorliegenden Ergebnissen sind bei den Kontrolltieren zwischen 140 und 180 Rundzellen pro mm² anzutreffen. In Semidünnschnitten zeigte sich, daß dieses Infiltrat besonders in der äußeren Tumorrandzone z.T. aus Plasmazellen besteht. Dieses Ergebnis entspricht dem von NIEDORF.

Geht man davon aus, daß es sich bei der Esterase-Reaktion um eine direkte, bei der Erythrozyten-Adhärenz um eine indirekte Methode handelt, T-Lymphozyten nachzuweisen, so zeigt sich, daß unter den 140 bis 180 Rundzellen 100 bis 120 T-Lymphozyten anzutreffen waren (rund 70 %). Die Immunadhärenz als indirekte Methode zeigt einen T-Lymphozyten-Wert an, der 10 % bis 20 % über der tatsächlichen Anzahl der T-Lymphozyten in der Tumorrandzone liegt. 15 % der Rundzellen der Tumorrandzone zeigten eine Immunglobulinspeicherung, während die Immunadhärenz mit Schaferythrozyten rund 10 % mehr Zellen als B-Lymphozyten auswiesen.

Sichere qualitative oder quantitative Veränderungen des peritumoralen Infiltrates in Abhängigkeit des Tumoralters sind in diesem Kontrollkollektiv nicht nachweisbar. Die prozentuale Verteilung von B- und T-Lymphozyten scheint sich während des Tumorwachstums nicht zu ändern, wenn nicht ein Eingriff in die allgemeine Immunitätslage erfolgt.

4.3.2 In der Spätphase der GVHR

In der Spätphase der GVHR finden sich in über 70 % der Fälle 80 bis 100 Rundzellen pro mm² Tumorrandzone. Im Vergleich zu den Kontrollen (140 - 180 Zellen) bedeutet das eine signifikante Erniedrigung der Gesamtrundzellzahl. Danach nimmt die gesamte Rundzellanzahl in der Tumorrandzone während der Spätphase der GVHR um 45 % ab und die Anzahl der T-Lymphozyten in der Rundzone vermindert sich um 55 %. Bei den Markierungen der B-Lymphozyten lassen sich wesentliche, signifikante Änderungen im Vergleich zum Kontrollkollektiv nicht nachweisen.

Diese Ergebnisse bedeuten, daß es in der Spätphase der GVHR zu einer signifikanten Erniedrigung der Gesamtrundzellanzahl kommt. Diese Erniedrigung kommt nur durch eine Verminderung der T-Lymphozyten zustande, während die Zahl der B-Lymphozyten im Vergleich zu den Kontrolltieren gleich bleibt.

Diese Befunde sprechen für eine Wechselwirkung in den Funktionen der B- und T-Lymphozyten. Bereits CLAMAN et al. (1969) konnten in vivo einen Synergismus zwischen Thymuszellen und Knochenmarkszellen in der Antikörperbildung bei verschiedenen Mäusestämmen nachweisen. MILLER, J. und MITCHELL (1968) zeigten ein solches Zusammenwirken von B- und T-Zellen an einem in vitro Modell. Von HÄYRY et al. (1972) und WAGNER et al. (1973, 1974 a,b) sind solche Interaktionen zwischen B- und T-Lymphozyten in der gemischten Lymphozytenkultur nachgewiesen worden. Bei Veränderungen innerhalb der einen Lymphozyten-Reihe reagiert die andere Reihe gegenläufig. Auch TREPEL (1976), BRUNNER und CEROTTINI (1977) und HAGMANN et al. (1977) weisen auf solche Wechselbeziehungen zwischen den verschiedenen Lymphozyten-Systemen hin und van ALTEN und DANIELSON (1974) stellten aufgrund ihrer Untersuchungen die Hypothese auf, daß ein Wirt gegenüber einem malignen Tumor empfänglicher wird, wenn das Gleichgewicht zwischen B- und T-Lymphozyten gestört ist. Sie kommen zu dem Schluß, daß die Bursa-abhängigen B-Lymphozyten "ein aktives, lösliches Produkt bilden, das die T-Zellen-Proliferationen in vitro hemmt".

Die Ergebnisse von NIEDORF (1975) unterstützen und erweitern diese Beobachtungen.

Mit diesen Beobachtungen lassen sich die hier vorgelegten Ergebnisse am besten erklären. Durch die Graft-Versus-Host-Reaktion kommt es zu einer Schädigung der T-Lymphozyten, damit zu einer Abnahme der T-Lymphozyten in der Tumorrandzone. Die B-Lymphozyten-Zahl bleibt dabei unverändert. Nach Milzexstirpation werden die B-Lymphozyten-Zahlen vermindert. Damit fällt die Suppressor-Wirkung der B-Lymphozyten auf die T-Lymphozyten fort, und es kommt zu einer Erhöhung der T-Lymphozyten-Zahlen in der Tumorrandzone.

Andererseits muß darauf hingewiesen werden, daß die Rolle der Makrophagen in dem hier vorgestellten GVHR-Tumor-Modell noch nicht eingehend untersucht wurde. Es sind zahlreiche Interaktionen zwischen Makrophagen und Lymphozyten beschrieben, an einer Tumor-zerstörenden Eigenschaft der Makrophagen besteht kein Zweifel (z.B. KELLER 1973, DIENER und LANGMAN 1974). So könnten die dargestellten Veränderungen auch durch eine Beeinflussung der Interaktionen zwischen den Lymphozyten und Makrophagen entstehen. Die Tumor-fördernde Wirkung der GVHR könnte somit nur eine indirekte sein: durch die GVHR werden die T-Lymphozyten direkt beeinflußt, die Tumor-fördernde Wirkung ist aber evtl. durch eine Veränderung der Interaktionen Makrophagen-abhängig.

5. Gesamtergebnis und Versuch einer Deutung

Aus den hier vorgelegten Ergebnissen ergibt sich:

Die Spätphase der Graft-Versus-Host-Reaktion begünstigt das Wachstum der Benzpyren-induzierten Sarkome. Es entwickeln sich signifikant mehr Tumoren als bei den Kontrolltieren. Diese Tumoren sind größer, schwerer, zeigen vermehrt oberflächliche Ulzerationen, vermehrt Nekrosen und regionale Metastasen. Die Untersuchungen der B- und T-Lymphozyten im peripheren Blut und in der Tumorrandzone zeigen eine signifikante Verminderung der T-Lymphozyten durch die GVHR. Dieser Effekt wird durch das Wachstum des Benzpyren-Sarkoms verstärkt. Eine Beeinträchtigung des B-Zell-Systems durch die GVHR ist nicht zu erkennen.

Für das Tumorwachstum zeigen diese Ergebnisse die besondere Bedeutung der T-Lymphozyten bei der Tumorabwehr. Bestimmte T-Zell-Formen werden zurecht als "Killer-Lymphozyten" bezeichnet. Nach den hier vorliegenden Ergebnissen besitzt die Anzahl der T-Lymphozyten im Blut und in der Tumorrandzone eine entscheidende Bedeutung für das Tumorwachstum. Kann der Organismus viele T-Lymphozyten zur Tumorabwehr bereitstellen, entstehen einerseits weniger Tumoren, die andererseits langsamer wachsen.

Es wird aber auch deutlich, daß Interaktionen zwischen dem B-Zell- und T-Zell-System für das Tumorwachstum von entscheidender Bedeutung sind. Am wichtigsten scheint die Suppressor-Eigenschaft der B-Lymphozyten auf die T-Lymphozyten zu sein: nach Erniedrigung der B-Lymphozyten-Zahlen vermehren sich die T-Lymphozyten, was die Tumorabwehrbereitschaft des Organismus verbessert. Diese Untersuchungen bestätigen und unterstützen die Erfahrungen von DANIELSON und van ALTEN (1974), wonach die Interaktionen zwischen B- und T-Lymphozyten von außerordentlicher Bedeutung bei der Immunabwehr sind.

Inwieweit durch die gezeigten Veränderungen die Makrophagen beeinflußt werden und ob in dieser Beeinflussung evtl. die eigentliche oder eine zusätzliche Tumor-zerstörende Wirkung liegt, muß zunächst offen bleiben.

Ergebnisse aus Tierversuchen können nur begrenzt und mit Vorbehalt auf den Menschen übertragen werden. Die hier vorgelegten Ergebnisse in der Spätphase einer Graft-Versus-Host-Reaktion lassen sich aber mit Veränderungen beim Menschen evtl. doch vergleichen, da auch beim Menschen GVH-Krankheiten (GVHD = Graft-Versus-Host-Disease) auftreten können. Sie sind immer dann zu beobachten, wenn allogene immunkompetente Zellen in einen Organismus gelangen, der für diese Zellen Histokompatibilitäts-Antigene enthält, selbst aber auf die Fremdzellen nicht mit einer spezifischen Immunreaktion antwortet. Solche GVH-Krankheiten sind besonders nach Knochenmarkstransplantationen beschrieben und sind bis zur Einführung des HL-A-Matching und des MLC-Testes (gemischte Lymphozyten-Kultur) die gefürchtete Komplikation von Knochenmarkstransplantationen gewesen (THOMAS und EPSTEIN 1965, van BEKKUM und de VRIES 1967, van BEKKUM et al. 1967, MATHÉ et al. 1969, SPECK 1973 und 1975, THOMAS et al. 1975, CLINE et al. 1975). Danach erkranken Menschen, denen Knochenmark transplantiert worden ist, an einer Auszehrungskrankheit ("runt disease"), wie sie auch bei GVHR-Tieren zu beobachten ist.

Andererseits sind aber auch "spontane" GVHR-Krankheiten beschrieben. Es gilt heute als sicher, daß in utero ein Lymphozyten-Übertritt zwischen Mutter und Kind stattfindet. Der Austausch ist vom 3. Monat der Gravidität an nachgewiesen, zu diesem Zeitpunkt stammen etwa 0,3 % der mütterlichen Lymphozyten vom Feten (SCHRÖDER und de la CHAPELLE 1972). Von BEER und BILINGHAM (1973) wird daher die bekannte Hypertrophie der regionalen Lymphknoten eines graviden Uterus als milde GVHR angesehen. Seit dieser Zeit werden zunehmend zahlreiche Erkrankungen als menschliche GVHR-Krankheiten aufgefaßt, wie z.B. eine aplastische Anaemie mit Histiozytose und Erythrodermie bei einem immuninsuffizienten Neugeborenen (HATHAWAY et al. 1965), eine aplastische Anaemie, Alymphozytose und Hypogammaglobulinaemie eines Kindes (HATHAWAY et al. 1966) oder eine familiäre autohaemolytische Anaemie mit starker Auszehrungskrankheit bzw. eine geschlechtsgebundene Thymushypoplasie (SHAPIRO 1967 und DOOREN et al. 1968). Treten solche Krankheiten auf, so sterben die Patienten relativ schnell an nicht zu beherrschenden Infektionskrankheiten. Da die hier vorgelegten Untersuchungen dafür sprechen, daß es durch die GVHR zu einer erheblichen Verminderung der T-Lymphozyten kommt, liegt der Verdacht nahe, daß es sich hier primär um Virus-Infektionen handelt, da die T-Lymphozyten für die zelluläre Immunantwort gegen Viren zuständig sind. In der menschlichen Pathologie sind zwei angeborene Immundefekte des T-Zell-Systems bekannt, und zwar die kongenitale Thymusaplasie (di GEORGE) und die Alymphozytose (NEZELOF). Die Kinder mit diesen Immundefekten sterben gehäuft an Virusinfektionen. Andererseits erkranken Kinder mit solchen Immundefekten vermehrt an Leukaemien und Lymphomen (GATTI 1971). Eine mögliche Erklärung ist eine mangelnde Tumorabwehrmöglichkeit wegen des Mangels an T-Lymphozyten.

Solche "spontan" aufgetretenen Tumoren sind in der experimentellen Spätphase der GVHR (Lit. HOBIK 1976) beschrieben. Hierbei handelt es sich vorwiegend um Tumoren des lymphoretikulären Gewebes (KEAST 1968 und 1969, GRUNDMANN und HOBIK 1973 a,b). GLEICHMANN und GLEICHMANN (1976) stellen daher die Hypothese auf, daß die T-Zellen des Spenders kontinuierlich mit den Histokompatibilitäts-Antigenen reagieren, was zu einer chronischen Reizung des lymphatischen Gewebes führt. Das kann wie eine wiederholte oder chronische Immunstimulation wirken und auf diese Weise maligne Lymphome verursachen (KRÜGER 1970 und 1975, KRÜGER et al. 1971). Nach den hier vorgelegten Untersuchungen kann allerdings auch die GVHR-bedingte T-Lymphozyten-Verminderung eine wesentliche Rolle bei der Entstehung solcher Tumoren spielen.

Geht man davon aus, daß es zum Auftreten von spontanen Graft-Versus-Host-Reaktionen allein durch einen Lymphozyten-

Übertritt zwischen Mutter und Kind in utero kommen kann, so wäre es möglich, daß die dadurch bedingte Verminderung der T-Lymphozyten zu einer Abnahme der Abwehrbereitschaft des Organismus und damit zu einer Erhöhung der Tumoranfälligkeit führen kann. In diesem Zusammenhang sind vor allem Virus-bedingte Tumoren zu nennen, da die T-Lymphozyten für die Virus-Abwehr im Organismus zuständig sind. Andererseits liegen zahlreiche Beobachtungen über Virus-Aktivierungen und Vermehrungen von Virus-induzierten Tumoren durch eine GVHR vor (SCHWARTZ und BELDOTTI 1965a,b, SCHWARTZ et al. 1966 und HAYS 1972).

Diese für die allgemeine Pathologie eventuell weitreichenden Folgerungen lassen die GVHR als ein Modell erscheinen, welches möglicherweise die formale und kausale Pathogenese nicht nur von bisher unerklärten Krankheiten und Krankheits-Syndromen sondern auch die Pathogenese bisher nicht näher zu deutenden Tumoren erklären kann (GLEICHMANN und GLEICHMANN 1976).

Aus den hier vorgelegten Untersuchungen war deutlich, daß der Mechanismus der GVHR zu akuten und zu chronischen Erkrankungen führen kann, die in vielen Fällen tödlich verlaufen. Dabei handelte es sich stets um polysymptomatische Erkrankungen mit nicht eindeutig erkennbarer pathogenetischer Kausalkette. Die Vorstellung, daß intrauterin durch den diaplazentaren Austausch von Lymphozyten zwischen Mutter und Kind eine Voraussetzung für Allogenkrankheiten gegeben sein kann (GRUNDMANN 1973, SCHWARZ 1974) ließ eine neue Untergliederung der Immunkrankheiten durch die Einbeziehung der GVHR sinnvoll erscheinen (HOBIK 1976). Vielleicht können durch Einbeziehung der jetzt hier vorgelegten Ergebnisse zur Graft-Versus-Host-Reaktion neue formal-pathogenetische Gesichtspunkte in die Tumorentstehung und Tumorentwicklung gewonnen werden.

6. Literaturverzeichnis (bis einschl. 1978)

ANDERSON, N.D., NOWELL, P.C.
Fatal agranulocytosis and thrombopenia in F1 hybrid guinea pig following local inoculation of parental strain lymphoid cells
Fed. Proc. 25, 660, 1966

ARGYRIS, B.F.
The role of macrophages, thymus and bone marrow-derived cells in the graft-versus-host reaction
Transplantation 17, 387-391, 1974

ARMSTRONG, M.Y.K, SCHWARTZ, R.S. BELDOTTI, L.
Neoplastic sequelae of allogeneic disease. III. Histological events following transplantation of allogeneic spleen cells
Transplantation 5, 1380-1392 (1967)

BALDWIN, R.W., GLAVES, D., PIMM, M.V.
Embryonic and tumor antigens
Lancet 1971, 767-768

BASTEN, A., MILLER, J.F.A.P., SPRENT, J., PYE, J.
A receptor for antibody on B lymphocytes
I. Method of detection and functional significance
J. exp. Med. 135, 610-626, 1972 a

BASTEN, A., WARNER, N.L., MANDEL, T.
A receptor for antibody on B lymphocytes
II. Immunochemical and electron microscopy characteristics
J. exp. Med. 135, 627-642, 1972 b

BEER, A.E., BILLINGHAM, R.E.
Procurement of runt disease of maternal origin
Transplantation Proc. 5, 887-891, 1973

BEKKUM, D.W. van, de VRIES, M.J.
 Radiation chimaeras
 New York-London: Logos Press, Academic Press 1967

BEKKUM, D.W. van, de VRIES, M.J., van der WAAY, D.
 Lesions characteristic of secondary disease in germ-free heterologous radiation chimeras
 J. Nat. Cancer Inst. 38, 223.231, 1967

BILLINGHAM, R.E., BRENT, L.
 Quantitative studies on tissue transplantation immunity. IV. Induction of tolerance in newborn mice and studies on the phenomenon of runt disease
 Phil. Trans. Roy. Soc. London B 242, 439-477, 1959

BLAESER, B.
 Proliferationskinetik im peritumoralen Entzündungsfeld menschlicher Kehlkopf-Carcinome
 Inaugural-Dissertation der Westf. Wilhelms-Universität 1975

BLOMGREN, H., JACOBSSON, H.
 Inhibition of erythroid cell growth by allogenetic murine lymphocytes. Evidence for a synergism between lymph node cells and thymocytes
 Cell. Immunol. 13, 288-303 (1974)

BRUNNER, K.T., CEROTTINI, J.-Ch.
 Humoral and cell-mediated mechanisms of allograft rejection
 In: Grundmann, E. (Ed.), Handbuch der allgemeinen Pathologie VI/8, Springer Verlag, Berlin-Heidelberg-New York 1977

BURNET, F.M.
 The concept of immunological surveillance
 Progr. exp. Tumor Res. 13, 1-27, 1970

CANTOR, H., ASOFSKY, R., TALAL, N.
Synergy among lymphoid cells mediating the graft-versus-host response. I. Synergy in graft-versus-host reactions produced by cells from NZB/Bl mice
J. exp. Med. 131, 223-246, 1970

CAPPEL, J., WITTING, Ch.
Studies on proliferation kinetics in liver and spleen during early graft-vs-host reaction in mixe
Path. Res. Pract. 163, 128-136 (1978)

CEROTTINI, J.-Ch., BRUNNER, K.T.
Cell-mediated cytotoxicity, allograft rejections, and tumor immunity
Adv. Immunol. 18, 67-132, 1974

CLAMAN, H.N., CHAPERON, E.A.
Immunologic complementation between thymus and marrow cells - A model for the two-cell theory of immunocompetence
Transplant. Rev. 1, 92-113, 1969

CLANCY, J., TØNDER, O., BOETTCHER, C.E.
The effect of neonatal rat graft-vs-host disease (GVHD) in Fc receptor lymphocytes
J. Immunol. 116, 210-217, 1976

CLINE, M.J., GALE, R.P., STIEHMER, E.R., OPELZ, G., YOUNG, L.S., FEIG, S.A., FAHEY, J.L.
Bone marrow transplantation in man
Ann. intern. Med. 83, 691-708, 1975

CORNELIUS, E.A.
Protein-losing enteropathy in the graft-versus-host reaction
Transplantation 9, 247-252 (1970)

CORNELIUS, E.A., MARTINEZ, C., YUNIS, E.J., GOOD, R.A.
Hematological and pathological changes induced in tolerant mice by the injection of synergeneic lymphoid cells
Transplantation 6, 33-44, 1968

COSSEL, L., MAHNKE, P.F., SCHWARZER, R.
"Killer"-Lymphocytes in action? Light and electron microscopical findings in orthotopic liver homografts
Virch. Arch. Path. A 364, 179-190, 1974

DANIELSON, J.R., ALTEN, P.J. van
Lymphocyte proliferation inhibited by cells and by effector substances obtained from bursal lymphocytes
Tumor Res. 19, 194-202, 1974

DIENER, E., LANGMAN, R.E.
Antigen recognition in induction of immunity
Prog. Allergy 18, 6-42 (1974)

DOOREN, L.J., de VRIES, M.J., van BEKKUM, D.W., CLEFTON, F.J., de KONING, J.
Sex-linked thymic epithelial hypoplasia in two siblings
J. Pediat. 72, 51-62, 1968

ELKINS, W.L.
Cellular immunology and the pathogenesis of graft versus host reaction
Progr. Allergy 15, 78-187, 1971

GATTI, R.A., GOOD, R.A.
Occurence of malignancy in immunological deficiency diseases
Cancer 28, 89-96, 1971

GERSHON, R.K., COHEN, P., HENCIN, R., LIEBHABER, S.A.
Suppressor T cells
J. Immunol. 108, 586-590, 1972

GLEICHMANN, E., GLEICHMANN, H.
Graft-versus-host reaction: a pathogenetic principle for the development of drug allergy, autoimmunity, and malignant lymphoma in non-chimeric individuals. Hypothesis
Z. Krebsforsch. 85, 91-109, 1976

GOWANS, J.L., GESNER, B.M., Mc GROGOR, D.D.
   The immunological activity of lymphocytes. In: Biological activity of the leucocyte. CIBA foundation study group No. 10 (Ed. G.E.W. WOLSTENHOLME, O'CONNOR, M.)
   p 32-40, London: Churchill 1961

GRAW, R.G., BUCKNER, C.D., WHANG-PENG, J., LEVENTHAL, B.G. KRÜGER, G., BERARD, C., HENDERSON, E.S.
   Complication of bone marrow transplantation:
   Graft-vs-host disease resulting from chronic-myelogenous-leukemia leucocyte transfusion
   Lancet 1970, 338-341

GREBE, S.C., STREILEIN, J.W.
   Graft-versus-host reaction: a review
   Advanc. Immunol. 22, 119-221, 1976

GRUNDMANN, E., MADAUS, W.-P., HOBIK, H.P.
   Beeinflussung der histologischen Abstoßungsreaktion gegen das Jensen-Sarkom der Ratte bei Mäusen durch heterologes Antilymphozytenserum
   Beitr. path. Anat. 140, 89-109, 1969

GRUNDMANN, E.
   Die Immunpathologie der experimentellen Allo- und Xenotransplantation
   Verh. Dtsch. Ges. Path. 54, 65-94, 1970

GRUNDMANN, E.
   Die Rolle der Lymphozyten bei der Wahrung der individuellen Integrität
   Verh. Dtsch. Ges. Inn. Med. 79, 118-129, 1973

GRUNDMANN, E., HOBIK, H.P.
   Lymphoretikuläre Sarkome bei immunologisch geschädigten Mäusen
   Z. Krebsforsch. 79, 298-303, 1973 a

GRUNDMANN, E., HOBIK, H.P.
Graft-Versus-Host-Reaktion - Allogen-Krankheiten - Lymphome
Beitr. Path. 150, 323-329, 1973 b

HACKMANN, Ch.
Experimentelle Studien über die Heilungsvorgänge bei bösartigen Geschwülsten
Z. Krebsforsch. 57, 164-190, 1951

HAGMANN, J., HESS, M.W., KELLER, H.U., COTTIER, H.
Cell systems participating in graft rejections
In: Grundmann, E. (Ed.) Handbuch der allgemeinen Pathologie VI/8, Springer Verlag, Berlin-Heidelberg-New York 1977

HAMPERL, H.
Die Morphologie der Tumoren
In: Büchner, F. (Ed.) Handbuch der allgemeinen Pathologie VI, 3, Springer Verlag, Berlin-Heidelberg-New York 1956

HATHAWAY, W.E., GITHENS, J.H., BLACKBURN, W.R., FULGINITI, V., KEMPE, C.H.
Aplastic anemia, histiocytosis and erythrodermia in immunologically deficient children: probable human runt disease
New Engl. J. Med. 273, 953-958, 1965

HATHAWAY, W.E., BRANGLE, R.W., NELSON, T.L., ROCKEL, I.E.
Aplastic anemia and alymphocytosis in an infant with hypogammaglobulinemia: Graft-versus-host reaction?
J. Pediat. 68, 713-722, 1966

HÄYRY, P., ANDERSSON, L.C., NORDLING, S., VIROLAINEN, M.
Allograft response in vitro
Transplant. Rev. 12, 91-140, 1972

HAYS, E.F.
>Graft-versus-host reaction and viral induction of
>mouse lymphoma
>Cancer Res. 32, 276-279, 1972

HELLSTRÖM, J., HELLSTRÖM, K.E., SJÖGREN, H.D.
>Serum mediated inhibition of cellular immunity to
>methylcholanthrene - induced murine sarcomas
>Cell. Immunol. 1, 18-30, 1970

HENNEY, C.S.
>On the mechanism of T-cell mediated cytolysis
>Transplant. Rev. 17, 38-69, 1973

HESS, M.W., ZIMMERMANN, A., BRUN del RE, G., COTTIER H.
>Immunologische Aspekte gastrointestinaler Neoplasien
>Schweiz. med. Wschr. 105, 570-575, 1975

HILDEMANN, W.H., GALLAGHER, R.E., WALFORD, R.L.
>Pathologic changes in lymphoid tissues in early
>transplantation (runt) disease in mice
>Transpl. Disease 45, 481-491, 1964

HOBIK, H.P.
>Graft-Versus-Host-Reaktionen
>Habilitationsschrift der Westfälischen Wilhelms
>Universität Münster 1976

HONG, R.
>Bone marrow transplantation. Aggravating factors
>in graft-versus-host disease
>Transplantation 10, 192-193, 1970

KEAST, D.
>Runtung syndromes, autoimmunity, and neoplasia
>Advanc. Cancer Res. 11, 43-71, 1968

KEAST, D.
>The murine runting syndrome and neoplasia
>Immunology 16, 693-697, 1969

KELLER, R.
Beziehungen zwischen Tumorwachstum und Immunität
Schweiz. med. Wschr. 102, 1148-1151, 1972

KOLDOVSKY, P.
The significance of immunology in oncology
In: Studer, A., Cottier, H. (Ed.) Handbuch der allgemeinen Pathologie VII/3, Springer Verlag, Berlin-Heidelberg-New York 1970

KRÜGER, G.
Versuch einer immunologischen Deutung der Lymphomentstehung
Deutsches Medizinisches Jpurnal 21, 28-34, 1970

KRÜGER, G.R.F., BERARD, C.W., de LELLIS, R.A., GRAW, R.G., YNAKEE, R.A., LEVENTHAL, B.G., ROGENTINE, G.N. HERZIG, G.P., HALTERMAN, R.H., HENDERSON, E.S.
Graft-versus-host disease
Amer. J. Pathol. 63, 179-202, 1971

KRÜGER, G.R.F.
The significance of immunosuppression and antigenic stimulation for the development of malignant lymphomas
Rec. Res. Cancer Res. 52, 88-95, 1975

LAY, W.H., NUSSENZWEIG, V.
Receptor for complement of leukocytes
J. exp. Med. 128, 991-1009, 1968

LEWIS, R.M., ARMSTRONG, M.Y.K., ANDRE-SCHWARTZ, J., MUFFTUOGLU, A., BELDOTTI, L., SCHWARTZ, R.S.
Chronic allogenic disease
I. Development of glomerulonephritis
J. exp. Med. 128, 553-668, 1968

LINDER, A.
Planen und Auswerten von Versuchen
Birkhäuser Verlag, Basel, 2. Auflage 1959

MATHE, G., AMIEL, J.L., SCHWARZENBERG, L., SCHNEIDER, M.,
CATTAN, A., SCHLUMBERGER, J.R., NOUZA, K., HRASK, Y.
Bone marrow transplantation in man
Transpl. Proc. 1, 16-24, 1969

MILLER, J.F.A.P., MITCHELL, G.F.
Cell to cell interaction in the immune response
I. Hemolysin-forming cells in neonatally thymectomized
mice reconstituted with thymus or thoracic duct
lymphocytes
J. exp. Med. 128, 801-820, 1968

NIE, N.N., HULL, C.H., JENKINS, J.G., STEINBRENNER, K.,
BENT, D.H.
Statistical Package for the Social Sciences (SPSS)
McGraw-Hill Book Company, Second Edition 1975

NIEDORF, H.R.
Das lymphatische Gewebe des Hühnchens nach Bursekto-
mie und bei experimenteller Onkogenese
Habilitationsschrift der Westfälischen Wilhelms-
Universität Münster 1975

NUSSENZWEIG, V., PINCUS, C.S.
C3-Receptor-sites on leukocytes: possible role in
opsonization and in the immune response
Contemporary topics in Immunology 1, 69-92, 1972

OETTGEN, H.F.
Immunologische Aspekte des Krebses
In: Grundmann, E. (Ed.) Handbuch der allgemeinen Patho-
logie VI/5, Springer Verlag, Berlin-Heidelberg-New
York 1974

OKUBO, S., OETTGEN, H.F., CALAZZA, S.S., OVARY, Z.
Enhancement of tumor growth by graft-versus-host
reaction
Proc. Nat. Acad. Sci. 71, 4264-4266, 1974

ONO, K., de WITT, C.W., WALLACE, J.H., LINDSEY, E.S.
    Immunosuppressive activita of allogeneic antilymphocyte serum in the rat
    Transplantation 7, 122-131, 1969

PECK, G.L.
    Toxic epidermal necrolysis in a patient with graft-versus-host reaction
    Arch. Dermatol. 105, 561, 1972

PREUSSMANN, R.
    Chemische Karzinogene in der menschlichen Umwelt
    In: Grundmann, E. (Ed.) Handbuch der allgemeinen Pathologie VI/6, Springer-Verlag, Berlin-Heidelberg-New York 1975

RADASZKIEWICZ, T., DENK, H.
    Identification of thymus-dependent areas in frozen sections of guinea pig lymphatic tissue by adherence of rabbit erythrocytes
    Cell. Immunol. 14, 303-306, 1974

RIBBERT, H.
    Beiträge zur Histogenese des Karzinoms
    Virchows Arch. 135, 433-469, 1894

SCHMÄHL, D.
    Entstehung, Wachstum und Chmeotherapie maligner Tumoren
    Editio Cantor, Aulendorf 1970

SCHÖNFELDER, M., WILDFÜHR, W., GLÄSER, A.
    Zur licht- und elektronenmikroskopischen Morphologie der lymphozytären Tumorzellvernichtung in vitro
    Path. Microbiol. 40, 251-258, 1974

SCHRÖDER, J., de la CHAPELLE, A.
    Fetal lymphocytes in the maternal blood
    Blood 39, 153-162, 1972

SCHWARTZ, R.,S., BELDOTTI, L.
Malignant lymphomas following allogenic disease:
Transition from an immunological to a neoplastic
disorder
Science 149, 1511-1514, 1965 a

SCHWARTZ, R.S., BELDOTTI, L.
Malignant lymphomas following allogenic disease:
Transition from an immunological to a neoplastic
disorder
SCience 149, 1511-1514, 1965 b

SCHWARTZ, R.S., ANDRE-SCHWARTZ, J., ARMSTRONG, M.Y.K., BEL-
DOTTI, L.
Neoplastic sequelae of allogenic disease
I. Theoretical considerations and experimental design
Ann. N. Y. Acad. Sci. 129, 894-821, 1966

SCHWARZ, J.A.
Die Entwicklung des Immunsystems
Klin. Wschr. 52, 857-870, 1974

SHAPIRO, M.
Familial autohemolytic anemia and runting syndrome
with Rh-O-specific autoantibody
Transfusion 7, 281-296, 1967

SILVEIRA, N.P.A., MENDES, N.F., TOLNAI, M.E.A.
Tissue localization of two populations of human
lymphocytes. Distinguished by membrane receptors
J. Immunol. 108, 1456-1460, 1972

SIMONSEN, M.
Graft versus host reactions. Their natural history,
and applicability as tools of research
Prog. Allergy 6, 349-467, 1962

SOLNIK, C., GLEICHMANN, H., KAVANAH, M., SCHWARTZ, R.S.
Immunosuppression and malignant lymphomas in
graft-versus-host reactions
Cancer Res. 33, 2068-2077, 1973

SPECK, B.
Bone marrow transplantation - clinical results and
problems
Blut 27, 297-302, 1973

SPECK, B.
Knochenmarkstransplantation bei Leukaemie:
Möglichkeiten, Probleme
Schweiz. med. Wschr. 105, 1286-1289, 1975

STASTNY, P., STEMBRIDGE, V.A., ZIFF, M.
Homologous disease in the adult rat, a model for
autoimmune disease. I. General features and
cutaneous lesions
J. exp. Med. 118, 635-648, 1963

STASTNY, P., STEMBRIDGE, V.A., VISCHER, T., ZIFF, M.
Homologous disease in the adult rat, a model for
autoimmune disease. II. Findins in the joints, heart
and other tissues.
J. exp. Med. 122, 681-692, 1965

THOMAS, E.D., EPSTEIN, R.E.
Bone marrow transplantation in acute leukemia
Cancer Res. 25, 1521-1524, 1965

THOMAS, E.D., STORB, R., CLIFT, R.A., FEFER, A., JOHNSON, L.,
NEIMAN, P.E., LERNER, K.G., GLUCKBERG, H., BUCKNER, C.D.
Bone marrow transplantation II
New Engl. J. Med. 292, 895-902, 1975

TREPEL, F.
    Das lymphatische Zellsystem: Struktur, allgemeine
    Physiologie und allgemeine Pathophysiologie
    In: Schwiegk, H. (Ed.) Handbuch der inneren Medizin
    II/3, Springer-Verlag, Berlin-Heidelberg-New York 1976

UHR, J.W.
    Passive sensitization of lymphocytes and macrophages
    by antigen-antibody complexes
    Proc. Nat. Acad. Sci. 54, 1599-1606, 1965

UHR, J.W., PHILLIPS, J.M.
    In vitro sensitization of phagocytes and lymphocytes
    by antigen-antibody complexes
    Ann. N. Y. Acad. Sci. 129, 793-798, 1966

WAGNER, H., RÖLLINGHOFF, M., NOSSAL, G.J.V.
    T-cell mediated immune response induced in vitro
    A probe for allograft and tumor immunity
    Transplant. Rev. 17, 3-36, 1973

WAGNER, H., RÖLLINGHOFF, M., SHORTMAN, K.
    In: Proc. of the second Intern. Congr. Immunology
    Vol 3, Amsterdam: North-Holland Publ. 1974 a

WAGNER, H., RÖLLINGHOFF, M., SHORTMAN, K.
    Evidence for the T-cell synergism during in vitro
    cytotoxic allograft responses
    In: Progress in Immunology II/3
    New York: North Holland 1974 b

WALLBACH, G.
    Über das sogenannte Immunitätsgewebe transplantabler
    Tumoren und dessen Veränderlichkeit durch umstimmende
    Reize
    Z. Krebsf. 29, 577-622, 1929

WITTING, Ch., DETLEFSEN, W.
    Zur Korrelation von Splenomegalie und Blutbildveränderungen bei der graft-versus-host-Reaktion der Maus
    Blut 31, 229-238, 1975

WITTING, Ch., HULTSCH, E.
 Effect of generalized graft-versus-host-reaction on B- and T-lymphocytes and a benzpyrene-induced murine sarcoma
 Z. Krebsforsch. 92, 255-265, 1978

Tabellen

Tab. 1
Histologische Differenzierung der in den einzelnen Gruppen aufgetretenen Benzpyren-Tumoren

Histologische Differenzierung

	Zahl der eingesetzten Tiere	Zahl der bösartigen Tumoren	Zahl der Sarkome	Zahl der Carcinome
Kontrolle	200	98	95	3
GVHR	200	149	142	7

Tab. 2
Tumorgewicht in Gramm, klassiert
N = absolute Häufigkeit
% = relative Häufigkeit

Tumorgewicht [g]

		0,1-0,9	1,0-1,9	2,0-2,9	3,0-3,9	4,0-4,9	5,0-5,9	6,0-6,9	7,0-7,9	8,0-8,9
Kontrolle	N		6	21	50	,15	5	1		
	%		6	21,5	51	15,5	5	1		
GVHR	N				14	20	35	38	29	13
	%				9	13	23,5	26	19,5	9

Tab.3
Tumorgrößen in Millimeter, klassiert, in Abhängigkeit
von der experimentellen Beeinflussung

Tumorgröße [mm]

		1-10	11-20	21-30	31-40	41-50	51-60	61-70	71-80
Kontrolle	N		6	33	40	13	6		
	%		6	34	41	13	6		
GVHR	N		5	12	39	53	25	12	3
	%		3	8	26	36	17	8	2

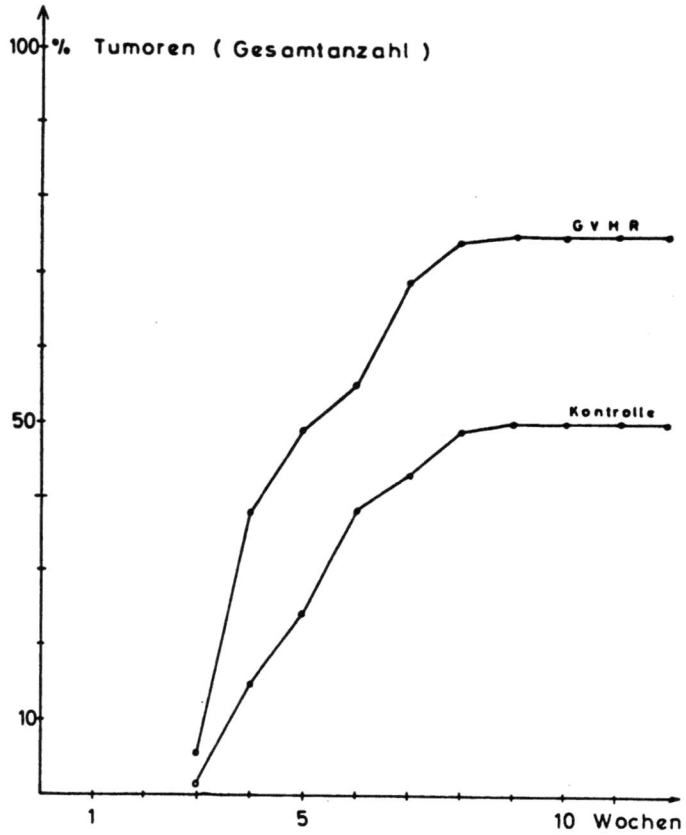

Abb.1
Prozentualer Anteil der Tumoren in Abhängigkeit von der
Zeit nach erster Benzpyren-Injektion

Tab. 4
Esterase-positive Lymphocyten im peripheren Blut:
prozentualer Anteil der Esterase-positiven Lymphocyten
an der Gesamtzahl der Lymphocyten
N = absolute Häufigkeit
% = relative Häufigkeit

T-Lymphocyten im peripheren Blut in %

			31-35	36-40	41-45	46-50	51-55	56-60	61-65	66-70	71-75	76-80
Kontrolle (mit Benzpyren)	ohne Tumor	N					1	38	55	8		
		%					1	37	54	8		
	mit Tumor	N				25	72	1				
		%				26	73	1				
Kontrolle (ohne Benzpyren)		N						30	69	1		
		%						30	69	1		
GVHR	ohne Tumor	N			27	24						
		%			53	47						
	mit Tumor	N	37	110	2							
		%	25	74	1							

Tab. 5
Immunfluoreszenz-positive Lymphocyten im peripheren Blut:
prozentualer Anteil der Immunfluoreszenz-positiven Lymphocyten an der Gesamtzahl der Lymphocyten
N = absolute Häufigkeit
% = relative Häufigkeit

B - Lymphocyten im peripheren Blut in %

			6-10	11-15	16-20	21-25	26-30	31-35	36-40	41-45	46-50	51-55	56-60
Kontrolle (mit Benzpyren)	ohne Tumor	N				34	65	2	1				
		%				33	64	2	1				
	mit Tumor	N						17	81				
		%						17	83				
Kontrolle (ohne Benzpyren)		N			1	66	31	2					
		%			1	66	31	.2					
GVHR	ohne Tumor	N									35	16	
		%									69	31	
	mit Tumor	N									26	120	3
		%									17	81	2

Tab. 6
Zahl der Rundzellen pro mm² Tumorrandzone
N = absolute Häufigkeit
% = relative Häufigkeit

Rundzellen in der Tumorrandzone [Anzahl / mm^2]

		60-80	80-100	100-120	120-140	140-160	160-180
Kontrolle	N					40	58
	%					41	59
GVHR	N	1	108	38	2		
	%	1	72,5	25	1,5		

Tab. 7
Zahl der adhärenten Hühnererythrocyten pro mm² Tumorrandzone
N = absolute Häufigkeit
% = relative Häufigkeit

Adhärente Hühnererythrocyten über der Tumorrandzone [Anzahl/mm²]

		40-60	60-80	80-100	100-120	120-140	140-160	160-180	180-200
Kontrolle	N				20	64	14		
	%				20,6	65	14,4		
GVHR	N	110	39						
	%	74	26						

Tab. 8
Zahl der Esterase-positiven Rundzellen pro mm² Tumorrandzone
N = absolute Häufigkeit
% = relative Häufigkeit

Esterase - positive Rundzellen in der Tumorrandzone [Anzahl/mm²]

		20-40	40-60	60-80	80-100	100-120	120-140	140-160
Kontrolle	N				15	78	5	
	%				15	80	5	
GVHR	N	1	141	7				
	%	0,7	94,3	5				

Tab. 9
Zahl der adhärenten Schaferythrocyten pro mm² Tumorrandzone
N = absolute Häufigkeit
% = relative Häufigkeit

Adhärente Schaferythrocyten über der Tumorrandzone [Anzahl/mm²]

		10-20	20-30	30-40	40-50	50-60
Kontrolle	N		2	34	62	
Kontrolle	%		2	35	63	
GVHR	N	1	2	73	71	2
GVHR	%	1	1	49	48	1

Tab. 10
Zahl der Immunfluoreszenz-positiven Rundzellen pro mm² Tumorrandzone
N = absolute Häufigkeit
% = relative Häufigkeit

Immunfluoreszenz - positive Rundzellen in der Tumorrandzone [Anzahl/mm²]

		5-10	10-15	15-20	20-25	25-30	30-35	35-40
Kontrolle	N		1	1	42	51	2	1
Kontrolle	%		1	1	43	52	2	1
GVHR	N				1	15	107	25	1
GVHR	%				0,7	10	71,6	17	0,7

FORSCHUNGSBERICHTE
des Landes Nordrhein-Westfalen

*Herausgegeben
vom Minister für Wissenschaft und Forschung*

Die „Forschungsberichte des Landes Nordrhein-Westfalen" sind in zwölf Fachgruppen gegliedert:

Geisteswissenschaften
Wirtschafts- und Sozialwissenschaften
Mathematik / Informatik
Physik / Chemie / Biologie
Medizin
Umwelt / Verkehr
Bau / Steine / Erden
Bergbau / Energie
Elektrotechnik / Optik
Maschinenbau / Verfahrenstechnik
Hüttenwesen / Werkstoffkunde
Textilforschung

WESTDEUTSCHER VERLAG
5090 Leverkusen 3 · Postfach 30 06 20

FORSCHUNGSBERICHTE
des Landes Nordrhein-Westfalen

Herausgegeben
vom Minister für Wissenschaft und Forschung

Die „Forschungsberichte des Landes Nordrhein-Westfalen" sind in zwölf Fachgruppen gegliedert:

Geisteswissenschaften
Wirtschafts- und Sozialwissenschaften
Mathematik / Informatik
Physik / Chemie / Biologie
Medizin
Umwelt / Verkehr
Bau / Steine / Erden
Bergbau / Energie
Elektrotechnik / Optik
Maschinenbau / Verfahrenstechnik
Hüttenwesen / Werkstoffkunde
Textilforschung

Die Neuerscheinungen in einer Fachgruppe können im Abonnement zum ermäßigten Serienpreis bezogen werden. Sie verpflichten sich durch das Abonnement einer Fachgruppe nicht zur Abnahme einer bestimmten Anzahl Neuerscheinungen, da Sie jeweils unter Einhaltung einer Frist von 4 Wochen kündigen können.

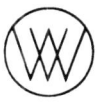

WESTDEUTSCHER VERLAG
5090 Leverkusen 3 · Postfach 300 620

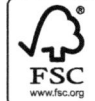

MIX
Papier aus verantwortungsvollen Quellen
Paper from responsible sources
FSC® C105338

If you have any concerns about our products,
you can contact us on
ProductSafety@springernature.com

In case Publisher is established outside the EU,
the EU authorized representative is:
**Springer Nature Customer Service Center GmbH
Europaplatz 3, 69115 Heidelberg, Germany**

Printed by Libri Plureos GmbH
in Hamburg, Germany